LE TRAITEMENT DE CHOIX

DES CANCERS

ADHÉRENTS ET ÉTENDUS DU COECUM

(Exclusion unilatérale du Coecum iléo-sigmoïdostomie)

PAR

Pierre CAZES

DOCTEUR EN MÉDECINE

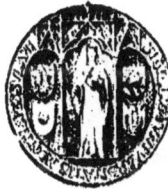

MONTPELLIER

IMPRIMERIE Gustave FIRMIN, MONTANE et SICARDI

Rue Ferdinand-Fabre et quai du Verdanson

——

1906

LE TRAITEMENT DE CHOIX

DES CANCERS

ADHÉRENTS ET ÉTENDUS DU CŒCUM

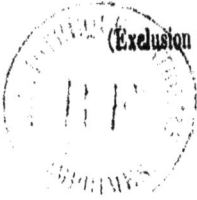

(Exclusion unilatérale du Cœcum iléo-sigmoïdostomie)

PAR

Pierre CAZES

DOCTEUR EN MÉDECINE

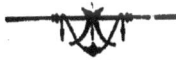

MONTPELLIER

IMPRIMERIE Gustave FIRMIN, MONTANE et SICARDI

Rue Ferdinand-Fabre et quai du Verdanson

—

1906

MEIS ET AMICIS

P. CAZES.

AVANT-PROPOS

Arrivé au terme de nos études médicales, au moment de clore par ce modeste travail cette longue et importante étape de notre vie, il est un devoir auquel nous ne saurions nous soustraire et dont la douce obligation, pleine de charme pour nous, veut que nous adressions ici l'hommage de notre reconnaissance et de notre vive amitié à tous ceux qui nous ont manifesté leur bienveillance et porté quelque intérêt.

A tous nos maîtres des Hôpitaux et de la Faculté, nous exprimons ici notre respect reconnaissant pour les leçons et les conseils que nous avons reçus d'eux ; à nos amis et à tous nos parents notre profonde et sincère affection.

Et maintenant que ma vie d'étudiant est finie et qu'une ère toute différente va commencer pour moi, une vague tristesse me prend, une défaillance comme l'on en éprouve à tout départ, à toute séparation. Ce n'est pas sans un regret que je dis adieu aux six années gaies et tristes passées, en grande partie surtout, à Marseille, puis à Paris et enfin à Montpellier.

Je me rappelle les nombreux bons camarades et les très

rares amis à qui je m'étais attaché ; je me rappelle les heures folles, ces heures de belle gaieté insouciante et de franche camaraderie, et aussi il faut le dire, les heures laborieuses...

Et c'est vers eux que s'en ira toujours mon souvenir, vers tous ceux qui m'ont tendu sincèrement la main dans la joie et dans la peine, vers tous ceux que j'ai aimés et aimerai encore.

LE TRAITEMENT DE CHOIX

DES CANCERS

ÉTENDUS ET ADHÉRENTS DU CŒCUM

(Exclusion unilatérale du Cœcum iléo-sigmoïdostomie)

CHAPITRE PREMIER

HISTORIQUE

L'histoire du cancer de l'intestin tient presque toute entière dans ce siècle.

Dans sa thèse de concours, Peyrot a rappelé les interventions de Praxagoras, de Cos, et de Léonidès, d'Alexandrie et où il pouvait bien s'agir de cancers du gros intestin. Mais comme le remarque Lardennois, ce n'est guère que la pratique des autopsies, qui permit d'apprendre à reconnaître le cancer de l'intestin.

De Littré à nos jours, c'est-à-dire pendant les dernières années du XVIIIᵉ siècle et les trois premiers quarts du XIXᵉ siècle, le cancer intestinal fut considéré comme une entité peu intéressante. Les anatomistes (Cruveilhier) puis les histologistes (Virchow) l'étudient : les sociétés entendent de loin en loin la communication de quelques observations le concernant.

Une fois cependant le monde médical fut violemment ému, quand Reybard (de Lyon, 1843) vint raconter qu'il avait réséqué et guéri un cancer siégeant à l'union de l'S iliaque et du côlon ascendant. Richerand, d'après Jobert de Lamballe, nommé rapporteur du mémoire de Reybard à l'Académie de médecine, avait déjà, paraît-il, pratiqué sans succès une opération analogue.

Cependant les perfectionnements apportés par Nelaton à l'entérostomie avaient peu à peu attiré l'attention sur le cancer de l'intestin, en faisant espérer, au moins pour lui, une méthode palliative. Mais les résultats qu'elle donnait et qu'on retrouve dans la thèse de Peyrot ou le mémoire d'Oscar Bloch, étaient loin d'être brillants.

En 1874, nous voyons les anatomistes et les pathologistes commencer l'étude sérieuse de la maladie.

A l'étranger, il faut citer les travaux remarquables de Leichtenstern, Maydl, Williams, en France, ceux de Haussmann et de du Castel.

La thèse de Peyrot, qui termine cette période, est un précieux monument, qui résume les efforts de l'ancienne chirurgie et les espoirs de la nouvelle.

En effet, dès l'ouverture de la période antiseptique, la thérapeutique devient rapidement agressive. On attaque le cancer de l'intestin par l'entérectomie. Ces tentatives hardies ne furent pas toujours heureuses : le premier succès opératoire est celui de Güssenbauer et Martini, en 1880.

Mais l'élan était donné : depuis, les publications se sont succédé nombreuses et importantes, surtout en Allemagne. Elles ont en vue, soit le traitement chirurgical, soit le traitement palliatif. Citons celles de Billroth, Kònig, Czerny, Trendelenburg, Bier, Krönlein, Kòrte, Hahn, Hochenegg, Eiselsberg ; en Angleterre ou en Amérique, celles de Treves, Paul Thompson, Senn, Murphy ; en Italie, Storchi ; en Hol-

lande, van Iterson et van der Heven ; en Danemark, Bloch
et Studsgaards ; en Suède, Lennander, Carlson, Borelius ;
en Russie, Pavlovf, Vassilievf ; en Pologne, Kosinski.

En France, nous avons pendant ce temps les observations
ou travaux de Camus, Péan, Anger, Artus, Chaput, Moupro-
fit, Nélaton, puis l'intéressante monographie de Lardennois.
La plupart de ces travaux visent l'acte chirurgical.

De bonne heure aussi, dans les cas où le traitement chirurgical était contre-indiqué, on a essayé le traitement palliatif, c'est-à-dire l'entéro-anastomose simple et *l'Exclusion*.

L'Exclusion de l'intestin a été surtout pratiquée en Allemagne, mais c'est plus particulièrement à Vienne, à Prague,
à Cracovie, qu'ont été soigneusement étudiées les conditions
dans lesquelles elle doit être faite.

Primitivement, on eut recours à l'exclusion de l'intestin
dans un but expérimental. Les physiologistes, désireux d'étudier les caractères et les propriétés du suc intestinal, cherchè-
rent à recueillir en abondance le produit de sécrétion de l'intestin en pratiquant l'exclusion d'un segment intestinal (Ausschaltung).

Expériences de Thiry, 1864 et de Vella, 1888.

C'est en 1885 que l'exclusion de l'intestin est pratiquée pour
la première fois par les chirurgiens.

Trendelenburg (de Bonn), à propos d'un carcinome cœcal,
avec fistule stercorale, fait l'anastomose de l'iléon et du côlon, et ferme les deux bouts de la portion exclue. Cette opération passe inaperçue et ce n'est que neuf ans plus tard que
Ernst Becker en montre l'importance.

A partir de 1892, elle est pratiquée dans tous les pays de
langue allemande. Les travaux de Salzer, en 1891 et 1892 ;
de Hochenegg, et de Rudolf Franck en 1892 ; de von Eiselberg et de Klecki en 1893 ; de von Baracz et d'Obalinski, en

1894 ; de Reichel, de Bier, de Wiesinger, de Funke et de Friele, en 1895 ; de Narath et d'Obalinski, en 1896, expression vivante des polémiques qu'elle suscita, ont contribué à dégager l'exclusion des incertitudes du début et à lui donner la valeur d'un procédé classique.

L'exclusion de l'intestin ne fut vulgarisée en **France qu'en** 1897, au moment où Heydenreich, de Nancy, fit paraître une étude critique sur ce sujet. En 1898, Lavisé, de Bruxelles, en public deux observations. En 1899, Terrier relate la première exclusion pratiquée en France. En même temps, von Eiselberg et Narath, en Allemagne, exposent, dans des travaux intéressants, leurs idées personnelles sur la question. En 1899, von Baracz fait paraître une étude expérimentale très documentée.

Mais ce n'est que depuis 1900, époque où parut, dans la *Revue de Chirurgie*, l'article de Terrier et Gosset, que l'exclusion de l'intestin a acquis le droit d'être cité en France.

La même année, on discute, à la Société de Chirurgie de Paris, une observation de Hartmann.

En 1901, Druehert dans une série d'articles publiés dans l'*Echo médical du Nord* et dans sa thèse inaugurale, résume la partie expérimentale de la question.

A l'étranger, paraît le travail de Roskoschny, qui relate les brillants succès obtenus par la méthode Hochenegg, dans la tuberculose cœcale.

En 1902, signalons les articles de Kammerer, Langemak, d'Erwin Payr, et la thèse de Wilhelm Ammer. En Italie, Giordano, de Milan, et Nannoti, de Pistoia, emploient l'exclusion dans le traitement de certaines colites. La thèse de Labey résume leurs idées.

En France, paraît, en 1902, un article de Delore et Patel, dans la *Revue de Chirurgie*, sur la valeur physiologique des divers procédés d'exclusion, une description de la méthode par Jeannel, des observations de Peyrot, Mouchet, Pauchet et Jaboulay.

En 1903, le *Lyon médical* publie un article de Cavaillon. Lance, dans sa thèse inaugurale, fait une étude clinique très complète de l'exclusion et rapporte de nombreuses observations. Quelques mois plus tard, Vautrin, dans la *Revue de Chirurgie*, s'attache à montrer l'utilité de l'exclusion et revendique l'honneur de l'avoir le premier pratiquée en France. A la Société de chirurgie, s'élèvent, en juin et en juillet, des discussions mouvementées dans lesquelles Faure, Poirier, Tuffier et Routier se font les adversaires acharnés de l'exclusion.

Signalons enfin, au XVIᵉ congrès de chirurgie, le rapport de Hartmann, qui met au point la question et laisse, le 19 octobre 1903, le champ libre aux discussions. Roux, de Lausanne ; Girard, de Berne ; Doyen, Berger, Mauclaire, Morestin ; Monprofit, d'Angers, rapportent leurs observations et discutent les procédés opératoires et les indications de l'exclusion.

CHAPITRE II

CLINIQUE ET DIAGNOSTIC

Le diagnostic de cancer du cœcum se pose dans deux conditions :

1° Au cours d'une occlusion intestinale ;
2° A froid.

L'occlusion intestinale est assez rare dans le cancer du cœcum. De Bovis, sur 168 observations, ne l'a trouvée que 20 fois. En effet, dans cette partie du gros intestin, les matières fécales sont encore assez fluides ; ce n'est que plus bas qu'elles prennent leur consistance définitive, par absorption des liquides. Même avec une lésion très sténosante, il ne peut pas y avoir de l'obstruction complète. Le diagnostic, dans ce cas, est plein de difficultés, le plus souvent même impossible. Enfin, on ne peut pas penser dans ces conditions, à tenter une cure radicale ; la seule indication immédiate qui se pose, c'est l'anus contre nature. Aussi c'est sur le diagnostic des cas à froid que nous devons particulièrement insister.

Cancer du cœcum à froid

Trois éventualités cliniques peuvent se présenter :
1° Une tumeur coexiste avec des troubles digestifs ;
2° La tumeur existe seule.
3° Il n'y a que des troubles digestifs.

I. — Cas où une tumeur existe avec des troubles digestifs

Cette éventualité clinique se rencontre le plus souvent. Dans les nombreuses observations nous n'avons trouvé, en effet, que de rares cas où il est nettement indiqué que le malade présentait une tumeur ne s'accompagnant d'aucuns troubles digestifs. D'autre part, on a rarement l'occasion d'observer les malades avant que la tumeur ne soit apparente. Cependant on sait que, pour tenter avec succès une cure radicale, il est d'une importance capitale de faire un diagnostic précoce avant que le cancer ne soit trop étendu et adhérent.

Mais, bien que ces cas soient favorables, il existe cependant de nombreuses causes d'erreur : 1° d'autres affections du tube intestinal s'accompagnent aussi d'une tumeur et de troubles digestifs ; 2° des tumeurs d'autres organes peuvent s'accompagner d'un syndrome intestinal. Tel le cas d'un kyste hydatide suppuré du muscle iliaque droit s'accompagnant de troubles intestinaux par compression (Dieulafoy, *Semaine Médicale*, octobre 1902), tel de même le cas de tumeur rénale observé dans le service de M. le professeur Forgue en novembre 1902, tumeur comprimant l'intestin et ayant donné lieu à des alternatives de constipation et de diarrhée et même à une crise d'obstruction ayant duré 4 jours.

Et le rein mobile ne s'accompagne-t-il pas presque toujours d'un cortège de troubles digestifs ? Deux questions difficiles se posent donc au clinicien : 1° préciser que la tumeur s'est développée sur le cœcum ; 2° sa nature.

Dans de nombreuses observations nous trouvons signalés des signes importants. La tumeur est submate, ou plutôt présente à la percussion un tympanisme assourdi. Son volume présente des variations, qui sont surtout en rapport avec l'état de réplétion ou de vacuité de l'intestin.(Tokarenko, 1899). Le malade accuse souvent des crises douloureuses paroxystiques, accompagnant des ondulations péristaltiques d'intestin, apparaissant le plus souvent quand le malade est constipé, disparaissant après une débâcle. Ces signes nous font déjà penser à une tumeur. Deux modes d'exploration viennent nous confirmer le diagnostic. La phonendoscopie nous montrera que la tumeur ne dépend pas d'autres organes de la cavité thoracique, foie, vésicule, rein, etc...

Lardennois, dans sa thèse de Paris, 1899, a indiqué deux observations où la phonendoscopie avait permis de rattacher la tumeur à l'intestin. Enfin, une injection gazeuse, en soulevant la tumeur et en la rendant plus apparente, indiquera qu'elle dépend nettement du gros intestin. Dans le cas de tumeur rénale, s'accompagnant de syndrome intestinal, observée dans le service de M. le professeur Forgue, une injection rectale gazeuse, en distendant fortement le côlon placé en avant, rendit la tumeur moins perceptible et montra nettement qu'elle ne s'était pas développée aux dépens du gros intestin. Le néoplasme peut occuper une position plus ou moins haute dans le flanc droit, en rapport avec la situation variable du cœcum à l'état anatomique. Mais il siège, on peut dire toujours, dans le côté droit de l'abdomen. Mais la difficulté sera de préciser la nature de cette tumeur. La constatation de débris cancéreux dans les selles trancherait le diagnostic ; ce signe est d'ailleurs assez rare. Lejars l'aurait constaté en 1892, puis Graff en 1896, le professeur Forgue en 1899 ; dans ce dernier cas, la matière était analogue à la gelée de groseille. Force est donc de se baser sur d'autres caractères cliniques. L'âge du malade, ses antécédents, son aspect général, ont une grande importance. Souvent on constate dans les selles la présence de mucosité, de pus, et surtout de sang. Quelquefois l'hémorragie intestinale a été brusque, abondante et formée de sang rouge. Elle a présenté ces caractères dans deux observations, l'une de Duret, l'autre de Lawson Tait. Le plus souvent elle se présente sous forme de diarrhée noire de mœlena. Nous devons signaler, comme particulièrement intéressant un cas où elle ne fut constatée que microscopiquement (Tchouprow, 1893).

Certes, le mœlena n'est pas un signe caractéristique du cancer intestinal. On peut le trouver dans d'autres lésions intestinales, il n'est pas constant dans le cancer. Sur 168 observations, nous ne le trouvons signalé que 33 fois. Mais dans aucune autre affection intestinale on ne le trouve aussi souvent. D'ailleurs ne trouverait-on pas le mœlena plus souvent si on avait soin de rechercher au microscope les hématies dans les selles comme il a été fait dans la seule observation de Tchouprow, comme on les recherche dans l'urine quand on pense à une tumeur rénale ? C'est donc un signe de présomption important. On le recherchera avec une grande attention. Par un interrogatoire serré, on s'assurera si le malade n'a pas présenté des hémorragies intestinales antérieures.

On fera un examen attentif et journalier des selles ; on n'oubliera pas enfin de rechercher les hématies dans les selles. Ces caractères ont permis de porter un diagnostic exact dans plus des trois quarts des cas. Mais aucun pourtant n'est pathognomonique. La tumeur, ordinairement peu considérable, du volume d'une pomme ou du poing, peut être plus volumineuse ; on l'a vu atteindre le volume d'une tête d'adulte. La tumeur peut être fixée, les néoplasmes anciens finissent par s'immobiliser. Le mœlena peut ne pas exister ou même être produit par une tumeur d'autre nature.

Enfin, le malade peut être un jeune ; il est en effet dou-

loureux de constater que le cancer chez les jeunes devient
de plus en plus fréquent. Les difficultés peuvent donc être
considérables, et on aura parfois à faire un diagnostic différentiel très serré, avec d'autres tumeurs intestinales que nous
allons passer rapidement en revue.

1° *Tuberculose hypertrophique du cœcum*

Cette affection est celle qui ressemble le plus au cancer,
on ne peut souvent pas faire le diagnostic. On éprouve des
difficultés même au microscope. On connaît le cas de Bouilly
(Gazette des Hôpitaux, 1888). Une tumeur du cœcum fut con-
sidérée comme un carcinome à un premier examen. Quelque
temps après on reprit l'examen et on conclut définitivement
cette fois à la tuberculose.

Pourtant, dans la tuberculose, la tumeur est fixée plus rapidement, les ganglions inguinaux sont plus souvent hypertrophiés, et, avec cette extension plus grande de la tumeur,
l'état général s'altère moins rapidement. Rarement on trou-
vera, chez les malades atteints de tuberculose hypertrophi-
que du cœcum, des signes de tuberculose dans les autres organes. C'est une tuberculose le plus souvent primitive. On
devra donc faire néanmoins un examen minutieux du malade.
Quelquefois les traces d'une tuberculose guérie mettront sur
la voie du diagnostic. Dans les cas douteux, il reste enfin le
séro-diagnostic d'Arloing.

2° *Tuberculose hypertrophique de l'intestin grêle*

Cette forme donne lieu quelquefois à une tumeur dans la
fosse iliaque droite. Elle ressemble, par ses signes cliniques,
à la tuberculose du cœcum. Elle s'en distingue surtout par la

tendance à faire de l'obstruction intestinale. C'est d'ailleurs une forme rare.

3° Appendicite chronique à forme néoplasique

Certaines appendicites s'accompagnent parfois de formation de fausses membranes et d'adhérences exubérantes prenant aspect et consistance de tissu fibroïde et lardacé et donnant lieu à une tumeur dans la fosse iliaque droite, qui peut en imposer pour un cancer. Mais le malade est ordinairement plus jeune, son état général ne rappelle pas un cancéreux. Enfin, la tumeur est toujours fixée, et un interrogatoire serré permet le plus souvent de retrouver dans le cours de l'évolution de l'affection, et surtout au début, une ou plusieurs crises nettement caractérisées d'appendicite à chaud.

4° Actinomycose du cœcum

Le diagnostic peut être difficile avant la période de ramollissement ou d'ulcération. On sait, en effet, que cette affection se caractérise surtout par des symptômes d'appendicite à répétition et par des crises de tympanisme gastro-intestinal. L'état général est mieux conservé. Enfin, quelquefois on pourra constater la présence de parasites dans les selles.

C'est d'ailleurs une affection assez rare.

5° Lymphadénome intestinal

Comme dans le cancer, nous trouvons une tumeur, des troubles digestifs, une atteinte grave à l'état général. Les ganglions périphériques, le foie et la rate peuvent ne pas

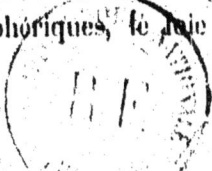

2

être hypertrophiés. L'examen du sang ne nous donnera aucun renseignement. Le lymphadénome intestinal est le plus souvent aleucémique. Mais dans le lymphadénome la tumeur est rapidement fixée, les ganglions mésentériques constamment hypertrophiés. L'état général est plus gravement atteint le plus souvent. Les malades peuvent diminuer du poids de 30 à 40 livres dans moins d'un mois. Comme troubles digestifs enfin, on trouve une diarrhée constante, jamais de crises d'obstruction intestinale.

6° Adénite péri-cœcale

Elle peut donner lieu à une tumeur et à des troubles intestinaux, faisant penser au cancer. Mais son évolution est plus lente, l'état général meilleur ; elle s'accompagne souvent de crises douloureuses rappelant l'appendicite. Cette adénite, d'ailleurs, est le plus souvent de nature tuberculeuse. Le séro-diagnostic d'Arloing nous mettra sur la voie du diagnostic, et c'est plutôt avec la tuberculose du cœcum qu'avec le cancer qu'on pourrait la confondre.

7° Cancer de l'estomac

Ordinairement, le diagnostic est facile. Les syndromes gastrique et intestinal sont bien différents. Le siège de la tumeur diffère aussi. Il existe cependant des cas d'une grande difficulté.

II. — CAS OÙ UNE TUMEUR EXISTE SEULE

Cette éventualité clinique, quoique rare, peut se présenter. Nous avons trouvé des observations où il est nettement indiqué qu'il n'existait aucun trouble digestif. Ces cas ne sont pas les plus favorables au point de vue thérapeutique. Les malades ne vont souvent consulter un médecin que lorsque la tumeur a pris une extension considérable.

Dans un cas de Billroth, l'opération présenta de grandes difficultés. Matlakowsky trouve le cœcum adhérent, présentant deux foyers de suppuration. L'opération dura trois heures.

Dans ces cas toutes les difficultés de diagnostic différentiel avec les autres tumeurs des flancs et des hypocondres se présentent. La tumeur a pu être prise pour un néoplasme de l'ovaire. Mais le plus souvent on a cru à un rein mobile, à une tumeur du rein ou du mésentère. Certes, il existe des signes classiques de différenciation. Les tumeurs du rein donnent le contact lombaire, s'accompagnant souvent de varicocèle symptomatique. On peut trouver des hématies dans les urines, ou, par la division des urines, constater des différences quantitatives et qualitatives dans la sécrétion des deux reins. Les tumeurs du mésentère ont un siège plus médian d'ordinaire, elles pointent à l'ombilic ; leur volume est plus considérable ; leur mobilité transversale le plus souvent plus grande. Dans les tumeurs du foie, en insinuant les doigts dans le rebord costal, on peut percevoir le bord tranchant du foie et sentir que la tumeur fait corps avec cet organe. Mais que de causes d'erreurs ! N'y a-t-il pas, par exemple, des tumeurs développées sur la face inférieure du lobe droit du foie, avec conservation du bord angulaire de cet organe,

qui semblent par conséquent indépendantes et qui peuvent
être prises pour des tumeurs du cœcum en position haute.
C'est dans ces cas qu'on devra observer avec soin les caractères de la tumeur.

III. — CAS OU IL N'EXISTE QUE DES TROUBLES DIGESTIFS SANS TUMEUR APPARENTE

En général, il s'agit ici d'une lésion à ses débuts ; l'état
général est encore bon. Ce sont les cas les plus favorables
au point de vue thérapeutique : et le succès opératoire est à
peu près certain ; mais malheureusement c'est dans ces cas
aussi que le diagnostic présente le plus de difficultés. L'attention du clinicien sera surtout éveillée par ces crises douloureuses paroxystiques accompagnant les fonctions intestinales, qui indiquent l'existence d'un obstacle au passage du
contenu intestinal et qui sont un signe de diagnostic important. Ces crises paraissent en effet survenir assez précocement
et sont peut-être dues, au début, à un spasme de l'intestin.
On sera souvent frappé aussi par l'état général du malade.
Dans presque toutes les observations on note un amaigrissement, une perte de forces rapide et précoce, dès le début des
troubles digestifs. Le clinicien prévenu devra alors employer
tous les moyens de diagnostic.

CHAPITRE III

INDICATIONS OPERATOIRES

Les indications opératoires dans les cas de tumeurs étendues et très adhérentes du cœcum nous montreront qu'on ne peut alors penser à tenter une cure radicale. D'ailleurs les contre-indications opératoires d'une cure radicale, que nous allons au préalable examiner rapidement, sont en réalité autant d'indications opératoires en faveur d'un traitement palliatif, et plus spécialement de l'exclusion unilatérale.

Ces contre-indications, nous les classons en trois groupes : 1° celles qui sont liées à l'état général du malade ; 2° celles qui dépendent de ; étendue de la lésion ; 3° celles qui résultent des complications.

I. — CONTRE-INDICATIONS LIÉES A L'ÉTAT GÉNÉRAL

L'état général est toujours très altéré chez les malades. On note toujours de l'amaigrissement de la perte des forces, et souvent dès le début de l'affection. La cause en est souvent la dénutrition. Le malade n'ose plus s'alimenter par crainte des douleurs que lui ramène la digestion intestinale. Il en résulte une sorte de cachexie, de famélisme, comme le dit de Bovis.

Une autre cause de mauvais état général, c'est la stercorémie, consécutive à une stase des matières fécales ; les malades sont presque toujours des rétentionnistes. Si l'obstruction complète est rare, car les matières fécales ont à ce niveau une fluidité relative, il existe presque toujours une stase
de ces matières qui trouvent une issue difficile à travers
le néoplasme. Le plus souvent les malades ont une constipation opiniâtre, ou des alternatives de constipation et de
diarrhée. Dans la majorité des cas, où la diarrhée seule est
constatée, on trouve en même temps un ventre ballonné,
le malade accuse souvent un goût de matières fécales dans
la bouche, ce qui indique qu'il s'agit surtout d'une diarrhée
par regorgement.

Cependant cette atteinte à l'état général n'est pas une con-
tre-indication à l'intervention chirurgicale. On voit souvent
de véritables résurrections après l'opération. Un malade de
Lawson Tait, fortement amaigri, augmente considérablement
de poids après l'opération et peut être victorieux dans un
combat de lutte. Mais le traitement chirurgical est formelle-
ment contre-indiqué chez les malades dont le mauvais état
général dépend d'une généralisation cancéreuse, de métastases dans les autres organes. C'est dans le foie que nous trouvons les métastases les plus fréquentes. Le rectum, la pros-
tate peuvent aussi être envahis. Examen du foie, toucher rec-
tal ne doivent donc jamais être oubliés.

II. — Contre-indications liées à l'étendue de la lésion

Nous trouvons 31 cas d'intervention, dans lesquels la tumeur occupait une grande étendue de l'intestin, s'accompagnait d'une infiltration ganglionnaire considérable et adhérait
aux organes voisins. Nous trouvons des exemples d'une au-

dace rare. Dans un cas de Billroth, la tumeur occupait toute la fosse iliaque droite ; il existait une infiltration cancéreuse des ganglions et du péritoine.

Dans un cas de Graff, la tumeur adhérait au rein, et on dut faire une néphrectomie complémentaire. Frantz fit une triple résection intestinale. Heberlein fit une résection du foie. Matlakowski dut mettre trois heures pour terminer l'opération, et Gerny quatre heures. Certes, même dans ces cas, on a quelques succès à enregistrer. Un malade de Khagys guérit malgré la résection du cœcum, du côlon ascendant et transverse. Dans un cas de Franck, la guérison est constatée cinq ans après, malgré l'ablation d'un énorme paquet ganglionnaire. Mais des succès isolés ne légitiment pas l'intervention dans ces conditions. En effet, sur 31 *cas publiés*, nous trouvons 16 *morts opératoires*.

Si nous pensons que les cas heureux sont souvent les seuls publiés, nous voyons *quelle effrayante mortalité* donne l'opération dans ces cas, où l'on rencontre d'ailleurs des difficultés opératoires très grandes. Peut-on d'ailleurs escompter une cure radicale quand le cancer a envahi les masses ganglionnaires ? On ne saurait donc trop y insister : pas d'extirpation si la tumeur a des prolongements profonds. C'est l'opinion de notre maître M. le professeur Forgue ; c'est aussi celle d'un chirurgien des plus autorisés, M. le professeur Terrier.

Mais peut-on se rendre compte cliniquement de l'étendue de la lésion et des limites à l'intervention ? Toute tumeur fixée est certainement inextirpable ; malheureusement la réciproque n'est pas vraie. Certes, on pensera que la lésion est limitée, si le début des accidents paraît peu éloigné, si la tumeur a un petit volume, si elle est facilement mobilisable, si on ne perçoit pas de masses ganglionnaires profondes. La clinique sera quelquefois en défaut cependant. Nous avons retrouvé une douzaine d'interventions où tous les signes faisaient prévoir cliniquement une opération facile, et cependant cette opération a été pleine de difficultés. Donc, quand il s'agit d'un cancer du cæcum, on doit toujours faire de prudentes réserves sur les difficultés que peut présenter l'intervention. Souvent ce n'est qu'à l'ouverture du ventre que le chirurgien se rendra un compte exact de la tumeur. Son devoir est alors d'être prudent et de ne pas tenter une extirpation trop périlleuse.

III. — Contre-indications qui résultent des complications

La cure radicale du cancer intestinal, tous les auteurs sont d'accord sur ce point, ne doit être tentée qu'à froid, en dehors de toute complication mécanique ou septique.

Nous trouvons que, dans les cas opérés en pleine occlusion intestinale, la mortalité est de 46 %. Les difficultés des manœuvres opératoires sur un intestin fortement distendu, la longue durée de l'intervention, donneront la raison de cette effrayante mortalité. Dans les cas d'intervention au cours de complications septiques, fistules, abcès par perforation intestinale, la mortalité est aussi très élevée, 50 %.

Donc, un précepte formel : c'est de n'opérer qu'à froid, de ne pas tenter de cure radicale primitive au cours de l'occlusion intestinale *ou des complications septiques*.

On peut donc voir déjà, après cet examen sommaire des contre-indications d'un traitement radical, combien se posent assez nettement les indications opératoires en faveur d'un traitement palliatif. L'idée d'une cure radicale dans les cas de tumeur très étendue et adhérente du cæcum est à abandonner. Les dangers de mort opératoire sont trop grands pour le malade ; le bénéfice qu'on peut attendre de l'opération, une survie de peu de durée, est trop peu considérable. Toutefois le chirurgien est loin de rester impuissant.

Une indication se pose : *dévier le cours des matières fécales et assurer leur libre circulation dans l'intestin.* Cette intervention aura un triple résultat : elle *relèvera l'état général* du malade. On sait, en effet, que la cachexie, dont étaient atteints les malades, était rarement le fait d'une généralisation cancéreuse, mais était due le plus souvent à deux causes : 1° *dénutrition*, car le malade n'ose pas s'alimenter par crainte des douleurs que lui ramène le travail de la digestion ; 2° la stercorémie, consécutive à la stase des matières. Tous ces troubles disparaîtront dès que les matières pourront s'écouler librement. Le malade sera à l'abri des deux complications, qui souvent mettent brusquement sa vie en danger immédiat, l'occlusion intestinale et la péritonite par perforation de l'intestin malade. En troisième lieu enfin, l'anse malade sera mise au repos et l'évolution de la lésion par cela même retardée.

CHAPITRE IV

EXCLUSION. — DEFINITION. — PROCEDES ET TECHNIQUE

Il est nécessaire, au début de cette étude, de préciser ce qu'on entend par exclusion de l'intestin, car ce terme est encore souvent employé à tort par les auteurs, ce qui donne lieu à de regrettables confusions.

Certains auteurs, comme Carmalt, de New-Haven, l'emploient pour des cas d'excisions.

D'une façon courante, à l'étranger, on appelle l'entéro-anastomose de Maisonneuve, le « short-circuiting » des auteurs anglais, une exclusion intestinale incomplète.

Hochenegg, von Eiselberg, Obalinski, Roskoschny, la désignent sous le nom de « Partielle darmausschaltung ». La même confusion se produit dans la communication de Giordano au Congrès de chirurgie de 1900, dans celle de Bergmann, de Riga, au 20° Congrès de chirurgie allemande, dans l'article de Grekov.

En France, il ressort des articles de Hartmann, Drucbert, Monod et Vanverts, Ricard et Launay, que l'on réserve le terme d'exclusion à l'acte opératoire, qui consiste à fermer la lumière d'une anse intestinale, de façon à la détourner du cours des matières, tout en lui conservant ses connexions mésentériques.

Procédés d'exclusion :

1° *Entéro-Anastomose de Maisonneuve* (« short-circuiting »);

2° *Exclusion intestinale* (Darmausschaltung. Exclusio vel eliminatio intestini.)

A unilatérale {
  a) Avec fermeture du bout sectionné ;

  b) Avec fermeture du bout sectionné, mais fistule antérieure à la peau ou fistule de sûreté ;

  c) Avec abouchement à la peau du bout sectionné.

B bilatérale {

fermée {
  a) Exclusion en boudin (Wurstförmig) ;

  b) Exclusion en anneau (Ringförmig).

ouverte {
  a) Abouchement à la peau du bout proximal ;

  b) Abouchement du bout distal ;

  c) Abouchement des deux bouts ;

  d) Fermeture des deux bouts et fistulisation.

Dans l'étude des divers procédés d'exclusion, nous suivrons l'ordre de complication des procédés, qui est, somme toute, l'ordre chronologique partant de l'entéro-anastomose de Maisonneuve pour aboutir aux exclusions bilatérales les plus compliquées.

I. — Entéro-anastomose

Pratiquée par Maisonneuve, en 1853, l'entéro-anastomose est le procédé d'exclusion le plus simple qui, dans certains cas, peut donner une dérivation suffisante des matières, mais qui, le plus souvent, ne suffit pas. C'est le point de départ et la raison d'être des nombreux procédés d'exclusion que nous allons étudier.

II. — ENTÉRO-ANASTOMOSE AVEC VALVULATION

L'entéro-anastomose n'empêchant pas toutes les matières de passer au-dessous d'elle; on a cherché à la modifier, à la perfectionner. Von Hacker, en 1880, essaie de créer une valvule en pratiquant un pli transversal sur l'intestin. Le Dentu, au lieu d'un seul pli, en exécute plusieurs, mais sans plus de succès. Chaput, en 1892 et 1894, Mosety-Moorhof, en 1897, Ricard, en 1902, réussissent à obtenir la formation d'une valvule permanente. Helferich, Erving Pair et Nannotti arrivent à réaliser le plissement de l'intestin par des sutures à points séparés.

III. — EXCLUSION UNILATÉRALE

Mais l'entéro-anastomose, avec ou sans valvulation, ne suffit pas à empêcher le passage des matières. Aussi on a songé à remplacer le plissement par une section complète. On pratique une section au-dessus de la portion à exclure et l'on anastomose le bout supérieur dans une partie de l'intestin située au-dessous. Le bout inférieur est traité de diverses façons par les chirurgiens.

1° Il peut être fermé complètement. C'est l'*exclusion unilatérale proprement dite*, la plus couramment employée ;

2° Il peut être fermé ; mais, ou bien il existe antérieurement une fistule pathologique, ou bien on crée une fistule de

sûreté. C'est l'exclusion unilatérale fistuleuse ou avec fistulisation ;

3° Il peut être fixé à la peau et s'ouvrir à l'extérieur. C'est
l'exclusion unilatérale avec abouchement à la peau ;

4° Enfin, le professeur Monprofit, au lieu d'aboucher le
bout inférieur à la peau, l'anastomose avec l'anse sigmoïde.
C'est l'exclusion unilatérale avec abouchement sigmoïdien.

On a reproché à l'exclusion unilatérale d'être inefficace, de
ne pas exclure. Obalinski d'abord, Terrier et Gosset ensuite
se sont élevés contre elle, prétendant que le reflux des matières est toujours possible. Delore et Patel, au contraire, s'en
sont fait les ardents défenseurs ; et, après de nombreuses expériences, ils sont arrivés aux conclusions suivantes :

1° Sur l'intestin grêle l'exclusion unilatérale n'exclut pas ;

2° Pour une lésion du gros intestin l'exclusion unilatérale
avec abouchement de l'iléon dans le côlon ascendant ou transverse est suffisante, car la valvule de Bauhin arrête les matières ;

3° Pour une lésion du gros intestin, l'exclusion *unilatérale*
avec abouchement iléo-sigmoïdien met la lésion à l'abri du
contact des matières.

Les deux premières propositions de Delore et Patel sont
généralement admises ; la troisième est sujette à discussion.
Il semble en effet résulter des études de Lance et de Drucbert,
basées sur des observations de Jaboulay, Bérard, Nannotti et
Hartmann, qu'au bout de quelque temps la portion rétro-
anastomotique du gros intestin a perdu sa tonicité et laisse
refluer les matières. Il semblerait donc que l'exclusion unilatérale n'est pas toujours capable d'empêcher le reflux des
matières dans le côlon et le cœcum et de mettre leurs parois
à l'abri de ce contact nocif ; mais néanmoins l'inconvénient
n'est pas tellement grand qu'il doive supprimer toute indication de ce procédé, car le repos fonctionnel de la portion

malade amène une amélioration sensible, en dépit de la sta-gnation, si elle a lieu.

IV. — EXCLUSION BILATÉRALE

L'exclusion bilatérale est sans contredit le seul procédé qui mette d'une façon parfaite un segment de l'intestin à l'abri du contact des matières. On fait deux sections de l'intestin, l'une au-dessus, l'autre au-dessous de la partie à exclure, et on rétablit la continuité de l'intestin par une entéro-anasto-mose.

On peut distinguer deux variétés d'exclusion bilatérale, se-lon que l'on ferme ou non la partie exclue.

Dans l'exclusion bilatérale fermée, on peut, soit suturer isolément les deux bouts (exclusion en boudin), soit les sutu-rer ensemble (exclusion en anneau).

Dans l'exclusion bilatérale ouverte, l'anse exclue reste en communication avec l'extérieur, soit que l'anse fermée soit primitivement fistuleuse, ou qu'on pratique une fistule de sûreté, soit que l'on abouche à la peau son extrémité proxi-male ou son extrémité distale, soit que l'on fixe à la peau ses deux extrémités, soit enfin que l'on abouche dans l'S iliaque son extrémité proximale après avoir fermé l'autre.

Tous les chirurgiens sont actuellement unanimes à pros-crire l'exclusion bilatérale fermée. Les succès de Von Baracz et d'Obalinski ne peuvent contrebalancer les nombreux échecs dus à ce procédé, car les malades meurent de péritonite ou bien présentent des phénomènes inflammatoires qui obligent le chirurgien à pratiquer une nouvelle intervention et à trans-former son exclusion bilatérale fermée en exclusion bilatérale ouverte. En effet, ce segment d'intestin parfaitement clos va former une cavité dans laquelle pullulent les microbes ; il se distend, les sutures lâchent et des matières septiques s'épanchent dans l'abdomen. C'est, pour employer une expression imagée du professeur Monprofit, « une bombe dans l'intestin », qui, sous l'influence de la moindre cause occasionnelle, pourra éclater et provoquer une péritonite mortelle.

L'exclusion bilatérale ouverte a l'avantage de ne pas laisser dans l'abdomen un vase clos pouvant un jour ou l'autre devenir dangereux. En Allemagne et en Autriche elle jouit d'une grande faveur, et on abouche à la peau les deux extrémités sous le nom d' « exclusion de Hochenegg ».

VALEUR ET CRITIQUE DE CHACUN DE CES PROCÉDÉS D'EXCLUSION

L'exclusion bilatérale fermée est rejetée par tous les chirurgiens. L'entéro-anastomose simple ne suffit pas à empêcher des matières de passer dans la portion d'intestin comprise entre les deux bouches. Aussi bien placée, aussi grande que soit l'anastomose, une portion des matières sous l'action des ondes péristaltiques, chemine vers l'anse que l'on voulait soustraire au cours des matières. C'est ce que Nannotti a vérifié par des expériences sur le chien.

L'entéro-anastomose avec rétrécissement de l'anse intestinale au-dessus de l'anastomose ne suffit pas à empêcher les matières d'y pénétrer.

Quant à l'exclusion unilatérale, les avis sont encore partagés. Cependant beaucoup de chirurgiens admettent, avec Delore et Patel, et aussi de nombreux faits cliniques et expérimentaux prouvent que, pour une lésion du cœcum, l'exclusion unilatérale avec abouchement iléo-sigmoïdien met la lésion à l'abri du contact des matières.

Si, au contraire, on fait l'abouchement de l'iléon sur le côlon ascendant ou sur le côlon transverse, la pesanteur peut agir, les matières déjà moins liquides, lancées dans un segment intestinal peu contractile pourront retomber dans le cœcum. Si l'abouchement de l'iléon est fait sur l'S iliaque, les matières n'ont aucune tendance à refluer vers le cœcum.

TECHNIQUE DE L'EXCLUSION

Nous ne décrirons pas ici la préparation du malade, ni les précautions antiseptiques préparatoires. Tout cela est classique aujourd'hui. De même nous ne nous arrêterons pas longuement sur les divers temps de l'exclusion, et nous n'insisterons que sur quelques points spéciaux à l'exclusion, signalés par Hartmann dans son rapport.

1° *Section de la paroi abdominale*

Deux méthodes générales : *a*) laparotomie médiane ; *b*) laparotomie latérale.

En général, l'incision doit être faite à distance de la lésion. On se met ainsi à l'abri d'une série d'accidents arrivés à quelques opérateurs (ouverture du cœcum adhérent, impossibilité pour le chirurgien de s'orienter au milieu d'un gâteau d'anses fusionnées entre elles, avec la paroi et avec l'épiploon), et, en cas de lésions fistuleuses, on évite la contamination de la plaie pendant ou après l'opération.

La laparotomie médiane a l'avantage de permettre une reconstitution parfaite de la paroi et de prévenir l'éventration.

2° Mode de section de l'intestin

On pratique l'écrasement des tuniques intestinales avec un quelconque des modèles de pinces écrasantes (instrument de Doyen) par exemple, puis sa section entre deux ligatures au catgut, placées sur la partie écrasée, et l'enfouissement de cette ligature sous un surjet non perforant. Tel est le meilleur mode de section et d'oblitération des bouts de l'intestin.

3° Traitement des deux bouts de l'intestin non exclu

L'entérorraphie termino-terminale est difficile à pratiquer pour les anastomoses de l'intestin grêle et du gros intestin, à cause de l'inégalité de calibre des deux bouts. Aussi est-elle à peu près abandonnée. L'entéro-anastomose latérale a la faveur des chirurgiens et donne d'ailleurs des résultats parfaits, à la condition que les deux bouts soient apposés dans le sens de la péristaltique normale.

4° Suture des mésos

Hartmann insiste sur la nécessité qu'il y a à combler toutes les fois que c'est possible les orifices créés dans l'abdomen par les anastomoses à grande distance. De Quervain a dû intervenir, trois mois après une exclusion, pour des accidents d'obstruction intestinale, déterminés par l'engagement de l'intestin grêle sous une arcade de mésocôlon transverse. Giordano a perdu un opéré d'étranglement interne après iléo-sigmoïdostomie.

Aussi on fermera très exactement les fentes mésentériques.

CHAPITRE V

RESULTATS THERAPEUTIQUES

Avant d'examiner les résultats opératoires donnés par l'entéro-anastomose simple, puis par l'exclusion, et spécialement par l'exclusion unilatérale, il sera utile de voir ce que donne le traitement radical.

1° *Entérectomies*

Cas où le néoplasme était très étendu, adhérait intimément aux organes voisins et s'accompagnait d'une infiltration ganglionnaire considérable :

Nous trouvons 31 interventions dans ces conditions. Certains chirurgiens ont montré une audace inouïe. Dans un cas de Graff, la tumeur adhérait au rein, et on dut faire une néphrectomie complémentaire. Frœntze fit une triple résection intestinale. Germy mit 4 heures pour terminer l'opération et vit son malade mourir dans le collapsus.

Sur ces trente et une interventions, nous trouvons 16 morts. La mortalité est donc *considérable* (51,61 %).

La plupart des morts sont dues au collapsus et à la septicémie péritonéale, causés par la longueur de l'opération et la difficulté des manœuvres opératoires.

2° *Entérectomies au cours d'une complication mécanique ou septique.*

Nous trouvons une mortalité de 46,66 %. La plupart des morts sont dues au collapsus et à la septicémie péritonéale ; et puis les difficultés des manœuvres opératoires sont très grandes sur un intestin fortement distendu.

3° *Cas où il existait une généralisation cancéreuse :*

Sur cinq cas opérés, nous trouvons cinq morts. Toutes sont dues au collapsus et sont survenues le plus souvent le jour même de l'opération, quelquefois même quelques heures après.

On peut donc voir que cette chirurgie n'a donné encore que des résultats assez peu satisfaisants. Nous trouvons une mortalité effrayante, décourageante, semblant interdire toute tentative de cure radicale, et on ne peut alors penser *qu'à un traitement palliatif.* D'ailleurs les résultats éloignés ne sont pas aussi très brillants.

De nombreux malades ont été suivis après leur opération, et les statistiques nous montrent qu'il ne faut pas se hâter de croire à une guérison définitive, car la récidive est très fréquente.

Exclusion.

Nous trouvons 10 cas de cancer du cœcum dans lesquels on a fait l'exclusion de l'intestin. Dans deux cas, on a pratiqué l'exclusion avec occlusion totale, c'est-à-dire qu'on a fermé les deux bouts de la portion exclue. Il s'est produit une mort, et dans le cas qui a guéri, on dut ouvrir l'anse au quatrième jour.

Tous les auteurs sont d'accord pour rejeter l'exclusion avec fermeture des deux bouts, quand il n'existe pas une fistule stercorale, qui sert de soupape de sûreté.

Dans 4 cas, il a été pratiqué une exclusion avec occlusion partielle, le bout distal ayant été abouché à la paroi. Il ne s'est produit qu'une mort. La mortalité n'est donc que de 25 %, mais l'inconvénient de ce procédé, c'est que la fistule stercorale peut persister pendant longtemps.

Enfin l'exclusion unilatérale a été pratiquée 4 fois aussi, et n'a donné qu'une mort. La mortalité est donc la même que dans le procédé précédent. D'autre part, il n'existe pas de fistule stercorale. C'est donc un procédé meilleur.

Entéro-anastomose simple.

Elle a été pratiquée 17 fois et n'a donné que deux morts. La mortalité est donc seulement de 11,20 %. Que devons-nous conclure de ces résultats ? Il faut avouer, il est vrai, que l'exclusion a une mortalité plus élevée que l'entéro-anasto-mose, mais certes, l'exclusion a de nombreux avantages sur l'entéro-anastomose simple. Elle garantit davantage le malade contre les complications septiques, puisque la lésion ex-clue est à l'abri de l'irritation et de l'infection apportées par les matières fécales. Elle met l'anse plus complètement au re-pos et doit donc retarder davantage l'évolution de la lésion. L'exclusion unilatérale semble donc le procédé de choix.

OBSERVATIONS

Observation Première

Cancer du cœcum, adhérent et inextirpable
Exclusion unilatérale des côlons par iléosigmoïdostomie
Inédite
Recueillie dans le service de M. le professeur Forgue (due à l'obligeance
de M. le Dr Riche, chef de clinique)

Jules L...., âgé de 50 ans, originaire de l'Aude, entre, en mars 1906, dans le service de M. le professeur Forgue, salle Delpech, n° 6.

Son père serait mort, dit-il, d'une affection abdominale, sur laquelle il est impossible d'avoir des renseignements précis.

Lui-même a toujours été bien portant. Marié, il a une fille de 22 ans, bien portante. Il a perdu 3 autres enfants, jeunes : un du croup, un autre du carreau, le troisième, d'une affection indéterminée. Pas de syphilis.

Il a commencé à souffrir du ventre le 4 juin 1905. Les douleurs abdominales se présentaient sous la forme de fortes coliques : il avait, nous dit-il, la sensation qu'une bille lui passait à travers le ventre. Cette première crise douloureuse dura 2 ou 3 heures, ne s'accompagna pas de vomissements, ni même de nausées, mais de quelques épreintes, sans qu'il lui fût possible d'aller à la selle. Les douleurs semblaient, nous dit-il, faire le tour du ventre, sans localisation nette.

Un mois après, nouvelle crise semblable à la première, puis encore une autre quelque temps après ; il en a eu en tout cinq depuis le début des accidents. La dernière s'est produite à l'hôpital ; elle a été plus longue, a duré de 10 heures du soir à 6 heures du matin.

A aucun moment le ventre n'a été ballonné. Pas de vomissements, pas même d'état nauséeux.

Dans l'intervalle de ces crises, il est bien portant, mange de fort bon appétit et ne souffre nullement. Il a cependant maigri sensiblement en quelques mois.

Depuis le début de sa maladie, et déjà même un peu avant l'apparition des symptômes douloureux, il a de la diarrhée : 5 à 6 selles dans la journée, une ou deux la nuit ; à plusieurs reprises, du sang s'y est trouvé mêlé, tantôt très rouge, tantôt au contraire noirâtre. Il y a trois semaines environ, il a rendu des matières marc de café.

Examen. — Il s'agit d'un homme robuste, au teint fortement coloré. L'inspection du ventre ne révèle rien d'anormal. A la palpation, on a la sensation d'une tumeur ovoïde, à contours mal limités, occupant la fosse iliaque et l'hypochondre droit, et empiétant en dedans sur les régions hypogastrique et ombilicale. Cette tumeur mesure environ 14 centimètres dans son grand axe, qui est vertical, et 11 à 12 centimètres dans son petit axe, horizontal. Non douloureuse à la pression, elle se présente comme une sorte d'infiltration en galet collée contre les plans profonds de la région iléo-lombaire, sur lesquels elle est à peu près immobile.

Opération le 5 avril. — Anesthésie chloroformique à l'appareil de Ricard. Laparotomie médiane sous-ombilicale. Le cæcum et la partie initiale du côlon ascendant sont augmentés de volume, indurés et recouverts d'une séreuse fortement congestionnée. Ils sont de plus fortement fixés à la paroi postérieure de l'abdomen. L'anse iléale est saine jusqu'à son abouchement dans le cœcum. Devant l'impossibilité d'extirper la masse néoplasique, M. le professeur Forgue se décide à faire l'iléosigmoïdostomie. Il pratique d'abord la section de l'anse iléale après écrasement avec l'instrument de Doyen. Après fermeture des deux bouts, le bout supérieur est abouché dans l'anse sigmoïde, par anastomose latérale. Cette deuxième partie de l'intervention est rendue particulièrement difficile par la brièveté du méso de l'anse sigmoïde. Tout se passe sans incidents.

Le malade est constipé pendant quelques jours. Il commence à aller du corps au 5e jour. Il accuse encore quelques légères coliques. Cinq selles par 24 heures, dont 2 ou 3 la nuit, presque liquides. Les jours suivants, les coliques disparaissent, le nombre des selles diminue. Le malade commence à se lever dans les derniers jours d'avril. A ce moment il n'a plus que 2 ou 3 selles par jour, molles et non consistantes. Son état général est bon, et il s'alimente d'une façon suffisante. La plaie opératoire s'est réunie *per primam*.

Il quitte l'hôpital dans les premiers jours de mai.

OBSERVATION II

Néoplasme du cœcum iléo-sigmoïdostomie. — Guérison. (Gosset)

Pr..., Alexandre, soixante-deux ans, couvreur, entre le 8 août 1904 à l'hôpital de la Pitié, pour des phénomènes d'occlusion intestinale. Depuis quinze jours, arrêt complet des matières et depuis quarante-huit heures, arrêt complet des gaz, avec vomissements.

Laparotomie médiane sous-ombilicale, par M. Gosset ;
aide, M. Dujarrier ; chloroformisateur, M. Bourreau. On
constate un néoplasme du cœcum étendu et adhérent. On
pratique une iléo-sigmoïdostomie. Le malade sort guéri le
10 septembre 1904.

OBSERVATION III

Néoplasme du cœcum iléo-sigmoïdostomie
Guérison. (Terrier)

M... R., âgé de cinquante et un ans. Début il y a 10 mois.
Le malade, jusqu'alors en pleine santé, ressent alors des
douleurs dans la fosse iliaque droite, avec irradiations vers
l'ombilic. Pas de diarrhée, pas de constipation, mais seulement au moment des crises douloureuses, sensation d'arrêt
des gaz en un point, toujours le même, correspondant à la
région iliaque droite. Puis le malade a la sensation d'un
obstacle franchi ; la circulation intestinale semble rétablie et
les douleurs cessent immédiatement.

Pas d'hémorragies intestinales ; amaigrissement de quelques kilogrammes. A la palpation, on sent nettement, dans
la fosse iliaque droite, une tumeur du volume du poing, allongée verticalement, immobile. Pas d'ascite ; urines : 1.025
grammes par jour, densité, 1.022, sans sucre, ni albumine,
ni pigments biliaires ; urée, 25 gr. 62.

Opération en décembre 1904. Laparotomie médiane sous-
ombilicale. L'exploration révèle une masse néoplasique occupant tout le cœcum, avec de nombreuses adhérences : le côlon ascendant est fortement tendu et congestionné. On pratique l'iléo-sigmoïdostomie. Les suites opératoires sont excel-
lentes. La malade, revue en mars 1905, est en bonne santé.

OBSERVATION IV

Cancer du cœcum. — Exclusion unilatérale des côlons (Morestin)

Mme M..., 46 ans, entre en juillet 1901 à l'hôpital Saint-Louis. Pas d'enfants. Ménopause. Il s'agit d'une suppuration de la fosse iliaque droite, dont elle se plaint de souffrir beaucoup. Toute la partie sous-ombilicale droite de son ventre présente une déformation considérable. C'est une triple hernie, des cicatrices anciennes. A leur niveau, la peau cicatricielle est très mince. Ces trois hernies se réduisent facilement et complètement, laissant des sacs flétris formés par la peau cicatricielle très mince. Au-dessus de l'arcade crurale, tout près, s'ouvrent deux fistules laissant couler du pus en assez grande abondance. Le stylet s'y enfonce transversalement de 2 ou 3 centimètres. On pénètre dans un diverticule et non dans le trajet principal.

Au-dessus de ces fistules, à droite de ces hernies, remplissant la fosse iliaque, est une masse allongée, en forme de boudin cylindrique, long de 10 centimètres, à extrémité supérieure arrondie. Tumeur de consistance très ferme, ligneuse. Immédiatement sous la peau, elle semble lui adhérer. Elle semble un peu mobile transversalement. La masse est absolument indolore. On n'a jamais noté de phénomènes intestinaux. On ne trouve ni mal de Pott, ni suppuration articulaire. Rien aux organes génitaux. Appétit assez bon. Malgré cela, état général médiocre, la malade a maigri fortement depuis quelques mois : elle est très nerveuse et difficile.

Le 1er septembre 1901, laparotomie médiane, avec débridement à droite. On a beaucoup de mal à s'orienter, l'épiploon est adhérent ; la tumeur est adhérente à la paroi, qui est envahie sur une notable étendue. L'extirpation paraissant impossible, on anastomose l'iléon à l'anse sigmoïde.

Les suites de l'opération sont très bonnes. Un an après, en octobre 1902, la malade subit une extirpation consécutive qui réussit.

OBSERVATION V

Néoplasme très adhérent et étendu du cœcum. — Exclusion unilatérale des côlons. — Iléo-sigmoïdostomie (Terrier)

G... Eugène, 53 ans, entre en septembre 1903, à la Pitié.

Antécédents. — Il y a cinq ou six mois, le malade s'est aperçu qu'il portait au flanc droit une tumeur d'un certain volume. Il n'a jamais eu de maladies antérieures. Alcoolique. Il présente quelques troubles intellectuels très légers, crises d'ictère et quelques rares crises de diarrhée, durant peu, et cessant spontanément. Aucun autre symptôme.

État actuel. — Dans le flanc droit, tumeur profonde, assez peu mobile et à peu près du volume d'un rein ; arrondie à sa partie inférieure, dure, un peu bosselée au milieu, elle se perd progressivement dans la profondeur.

Tumeur indolore, submate. Pas de circulation collatérale, pas d'ascite, pas d'œdème.

Opération. — Intervention le 20 septembre 1903. Laparotomie médiane sous-ombilicale. On constate, dans la fosse iliaque, la même tumeur que l'on avait trouvée lors de l'examen clinique. Il y a un peu d'ascite. La tumeur est irrégulière, bosselée et très adhérente ; elle paraît développée aux dépens de la totalité du cœcum, et de la partie inférieure du côlon ascendant.

En présence des adhérences et des ganglions, on se décide à faire, non l'ablation, mais l'exclusion. On pratique une anastomose latérale entre l'iléon et l'anse sigmoïde. Le malade sort guéri un mois après.

CONCLUSIONS

1° Dans le cas de cancer étendu et adhérent du cœcum, on ne devra jamais tenter de prime abord la cure radicale ; la mortalité opératoire est trop élevée, et les guérisons stables sont peu nombreuses.

2° Un traitement palliatif s'impose ; le chirurgien aura le choix entre l'entéro-anastomose simple et les nombreux procédés d'exclusion.

3° L'exclusion unilatérale des côlons par iléo-sigmoïdostomie, de l'avis de notre maître, M. le professeur Forgue, nous paraît être le procédé de choix.

4° Elle a de nombreux avantages sur l'entéro-anastomose simple. Elle garantit davantage le malade contre les complications septiques, puisque la lésion exclue est à l'abri de l'irritation et de l'infection apportées par les matières fécales. Elle met l'anse plus complètement au repos et doit donc retarder davantage l'évolution de la lésion.

5° L'exclusion unilatérale doit être pratiquée le plus loin possible de la lésion ; on fait de préférence l'iléo-sigmoïdostomie qui met à coup sûr le cœcum et les côlons à l'abri des matières.

6° Enfin cette opération palliative facilite le rétablissement de l'état général du malade, et peut être suivie plus tard d'une cure radicale s'il y en a les indications.

BIBLIOGRAPHIE

Bovis. — Cancer du gros intestin, rectum excepté. Revue de Chirurgie, 1900.

Terrier et Gosset. — Exclusion de l'intestin. Revue de Chirurgie, 1900.

Blanchard. — Indications opératoires dans le cancer de l'anse iléocœcale. Thèse Montpellier, 1903.

Baraez (Von). — Darmausschaltung mit totalen Verschluss. Darmvereinigung. Ausschaltung der Dickdarm und ileo-cœcum. Centralbl. f. chir. Leipzig, 1897.

Delore et Potel. — De l'exclusion milatérale dans les fistules rebelles de l'intestin. Revue de Chir. Paris, 1901.

Eiselberg (Von) — Weiterere Beiträge zur Casuistik der Darmausschaltung. Wiener. Klin. Woch, 1896.

Kammerer. — Zur Frage der Darmausschaltung mit totalen Occlusion. Centralblat. f. chir. Leipsig, 1902.

Giordano. — De l'exclusion du côlon dans le traitement du cancer du cœcum. XIII° Congrès interne de médecine, 1900.

Artus. — Contribution à l'étude clinique du cancer du cœcum. Thèse de Paris, 1894.

Forgue et Reclus. — Traité de thérapeutique chirurgicale.

Vautrin. — Contribution à l'étude de l'exclusion de l'intestin. Revue de chirurgie, Paris, 1903.

Roskoschny. — Zur Casuistik der Darmausschaltung. Deutsch. Zeitschr. f. chir. Leipsig, 1901.

Vienne. — Contribution à l'étude des tumeurs de la portion iléocœcale. Thèse de Lille, 1894.

Obalinski. — Zur totalen Darmausschaltung. Centralbl. f. chirurg. Leipsig, 1894.

Narath. — Ueber Darmausschaltung Arch. f. Klin. chirurg. Berlin, 1896.

Monprofit. — Une nouvelle méthode d'exclusion : l'exclusion intestinale avec drainage par l'intestin. Arch. prov. de chirurg., Paris, 1904.

Le Clech. — Contribution à l'étude de l'exclusion. Thèse de Paris, 1900.

Lardennois. — Cancer du gros intestin. Cancer du cœcum. Union médicale du Nord-Est.

Lance. — Etude sur l'exclusion. Thèse de Paris, 1903.

Hartmann. — Rapport au XVIᵉ Congrès de chirurgie. Paris, 19 octobre 1903.

Morestin. — Cancer du gros intestin. Occlusion intestinale. Bulletin et mémoire de la Société anatomique de Paris, 1900.

Le Dentu. — De l'exclusion intestinale. Revue de gynécologie et de chirurgie abdominale. Paris, 1899.

Mauclaire. — Bulletin de la Société anatomique, mois de décembre 1900.

Jaboulay. — Lyon médical, avril 1903.

Drucbert. — De l'exclusion de l'intestin. Thèse de Lille, 1902.

Buineau. — Contribution à l'étude de l'exclusion. Thèse de Paris, 1904.

Chaput. — De l'entéro-anastomose. Archives générales de médecine, 1894.

Peyrot. — XIVᵉ Congrès de chirurgie. Paris, 1901.

Berger. — Bulletin de la Société de chirurgie, mars 1882.

Terrier et Gosset. — De l'exclusion de l'intestin. Revue de chirurgie, 1902.

Lardennois. — Thèse de Paris, 1898.

Heydenreich. — Semaine médicale, 1897.

Mouchet. — Gazette hebdomadaire de médecine et de chirurgie, janvier 1902.

Terrier et Gosset. — Discussions sur les anastomoses iléo-rectales. Bulletins et mémoires de la Société de chirurgie de Paris. Novembre 1905.

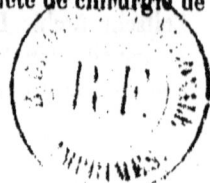

SERMENT

En présence des Maîtres de cette Ecole, de mes chers condisciples, et devant l'effigie d'Hippocrate, je promets et je jure, au nom de l'Être suprême, d'être fidèle aux lois de l'honneur et de la probité dans l'exercice de la Médecine. Je donnerai mes soins gratuits à l'indigent, et n'exigerai jamais un salaire au-dessus de mon travail. Admis dans l'intérieur des maisons, mes yeux ne verront pas ce qui s'y passe; ma langue taira les secrets qui me seront confiés, et mon état ne servira pas à corrompre les mœurs ni à favoriser le crime. Respectueux et reconnaissant envers mes Maîtres, je rendrai à leurs enfants l'instruction que j'ai reçue de leurs pères.

Que les hommes m'accordent leur estime si je suis fidèle à mes promesses! Que je sois couvert d'opprobre et méprisé de mes confrères si j'y manque!

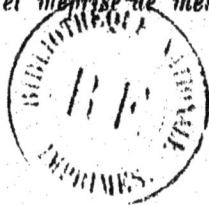

www.ingramcontent.com/pod-product-compliance
Lightning Source LLC
Chambersburg PA
CBHW071752200326
41520CB00013BA/3227